CONTRIBUTION A L'ÉTUDE

DE

L'ÉLECTROPHYSIOLOGIE

PAR

Le Docteur GEORGES WEISS

Ingénieur des Ponts et Chaussées,
Chef des Travaux pratiques de Physique à la Faculté de Médecine.

PARIS

LIBRAIRIE COTILLON

F. PICHON, SUCCESSEUR, IMPRIMEUR-ÉDITEUR,

282, RUE SAINT-JACQUES, & 24, RUE SOUFFLOT.

1889

CONTRIBUTION A L'ÉTUDE

DE

L'ÉLECTROPHYSIOLOGIE

PAR

Le Docteur Georges WEISS
Ingénieur des Ponts et Chaussées,
Chef des Travaux pratiques de Physique à la Faculté de Médecine.

PARIS

LIBRAIRIE COTILLON

F. PICHON, SUCCESSEUR, IMPRIMEUR-ÉDITEUR,

282, RUE SAINT-JACQUES, & 24, RUE SOUFFLOT.

1889

A LA MÉMOIRE DE MON PÈRE

A MA MÈRE

A MON BEAU-FRÈRE LE DOCTEUR SCHWARTZ,
Chirurgien de l'Hospice de Bicêtre,
Professeur agrégé à la Faculté de médecine

A MA SŒUR — A MON FRÈRE

A MES PARENTS

A MES CAMARADES DE PROMOTION
(École Polytechnique 1879)

A MES AMIS

A MON PRÉSIDENT DE THÈSE :

M. LE PROFESSEUR GARIEL
Membre de l'Académie de médecine,
Professeur de physique à la Faculté de médecine,
Ingénieur en chef des Ponts et Chaussées,
Chevalier de la Légion d'honneur

A MES MAÎTRES DANS LES HÔPITAUX :

M. LE DOCTEUR TILLAUX
Chirurgien de l'Hôtel-Dieu,
Chevalier de la Légion d'honneur.

M. LE DOCTEUR BUCQUOY
Médecin de l'Hôtel-Dieu,
Chevalier de la Légion d'honneur.

M. LE DOCTEUR DUMONTPALLIER
Médecin de l'Hôtel-Dieu,
Officier de la Légion d'honneur.

M. LE PROFESSEUR BROUARDEL
Doyen de la Faculté de médecine,
Médecin de l'hôpital de la Pitié,
Commandeur de la Légion d'honneur.

M. LE DOCTEUR DUCASTEL
Médecin de l'hôpital du Midi.

A M. LE PROFESSEUR GARIEL.

Permettez-moi, mon cher Maître, de vous donner ici un témoignage public de ma reconnaissance envers vous. Non content de m'ouvrir avec la plus grande bienveillance les portes de votre laboratoire, vous n'avez cessé depuis six ans de me prodiguer vos sages conseils. Si les recherches que je vais exposer peuvent aider au progrès de l'électrophysiologie l'honneur vous en est dû, car c'est à votre école que j'ai appris à ne pas me laisser égarer par des théories qui n'ont de scientifique que le nom. Si mes expériences se suivent d'une façon rationnelle et si les conclusions que j'en tire sont logiques, c'est à vous, mon cher Maître, que je le dois.

CONTRIBUTION A L'ÉTUDE

DE

L'ÉLECTROPHYSIOLOGIE

INTRODUCTION

C'est en 1780 que Galvani fit sur la grenouille sa mémorable expérience qui a été le point de départ des travaux de Volta et de la découverte de la pile au commencement de ce siècle. C'était une expérience d'Electro-physiologie. Depuis cette époque l'électricité a fait des progrès merveilleux tant au point de vue de la théorie qu'au point de vue de ses applications si nombreuses et si variées ; pourtant la Biologie ne semble pas avoir tiré de son développement un profit aussi grand. Ce n'est certes pas faute de recherches. Mais un certain nombre des travaux exécutés dans cette voie ont peut-être plus contribué à obscurcir les questions qu'à les élucider. Lorsque dans un laboratoire on veut étudier une série de phénomènes, ne faut-il pas avant tout se mettre au courant des faits déjà connus et répéter les expériences fondamentales? Or, la plupart du temps, à la lecture d'un traité d'électro-physiologie, il est presque impossible de se rendre compte des circonstances exactes dans lesquelles se trouvait placé l'expérimentateur dont on lit l'observation. On devrait pourtant se souvenir de l'importance des indications les plus précises en physiologie, de la nécessité absolue qu'il y a à bien établir le déterminisme des expériences; il suffit d'avoir lu une fois l'histoire de la sensibilité récurrente pour en être convaincu. S'il y a peu de faits nettement établis en électro-physiologie, si la plupart d'entre eux ont donné lieu à des controverses et souvent à des polémiques violentes, cela tient certainement à ce que les divers observateurs ne se trouvaient pas placés dans les mêmes conditions, et aussi, il faut bien le dire, à ce que beaucoup s'en laissent imposer par des théories sans base solide ou bien s'égarent faute de connaissances générales suffisantes.

Il est aussi certain que dans bien des ouvrages les faits ne sont pas classés avec assez d'ordre. On y trouve à la suite les uns des autres des tracés correspondant à des actions électriques très variées. Les observations sont mal enchaînées. On n'y peut suivre une idée. Il est important d'établir une bonne classification, ayant une base rationnelle afin de ne pas rapprocher des expériences qui ne se ressemblent pas ; je tenterai de réaliser plus loin ce desideratum, mais auparavant je désire passer en revue les erreurs auxquelles on est exposé quand on étudie l'action de l'électricité en mouvement sur les corps organisés, afin de permettre à ceux qui désireraient contrôler mes expériences, de se placer dans les mêmes conditions expérimentales que moi, et de voir si je n'ai pas omis quelque précaution, en dépit de mes efforts à opérer avec la plus grande impartialité.

CHAPITRE PREMIER.

DES ERREURS AUXQUELLES ON EST EXPOSÉ DANS LES EXPÉRIENCES D'ÉLECTROPHYSIOLOGIE.

Les erreurs que l'on peut commettre dans les études électro-physiologiques sont de deux ordres : les erreurs générales que l'on peut commettre dans le cours d'une expérience quelconque, et les erreurs spéciales à un cas déterminé. Je ne m'occuperai que des premières dans ce chapitre. Je signalerai les autres plus tard, en temps et lieu.

Les erreurs générales peuvent être accidentelles ou fondamentales : ces termes se comprennent d'eux-mêmes. Lorsque dans une expérience on a une erreur accidentelle, il faut rejeter l'observation. Aussi, comme on ne peut jamais être certain d'être dans des conditions parfaites, faut-il, afin d'éliminer les erreurs accidentelles, répéter plusieurs fois la même expérience dans des conditions aussi identiques que possible; on s'assure ainsi de la concordance des résultats. En général, après avoir opéré de la même façon un certain nombre de fois, on arrivera à la vérité; mais il est très important de ne jamais rejeter une observation anormale sans s'être bien rendu compte de la cause de la variation. L'utilité de cette dernière remarque est bien mise en relief par le fait suivant. Dans le cours de mes recherches, j'eus en plusieurs jours une série d'expériences parfaitement concordantes, ce dont j'étais fort aise, car elles me conduisaient à une loi très simple; — un jour cependant un tracé fut en désaccord avec les précédents, j'allais le rejeter le considérant comme entaché d'erreur, lorsque fort heureusement je me rappelai ce principe que j'avais souvent entendu émettre à mon premier maître dans les hôpitaux, M. Tillaux : « Quand dans un ensemble de signes il y en a un qui ne concorde pas avec tous les autres, loin de le négliger il faut s'y attacher, car c'est souvent lui qui conduira à la vérité. » J'étudiai de plus près les conditions dans lesquelles j'avais opéré et je dus reconnaître que cette expérience discordante était la seule qui fût bonne, par suite d'une erreur que j'évitai dans la suite.

Quant aux erreurs fondamentales, c'est-à-dire aux erreurs de méthode et de disposition expérimentale, il faut absolument les éviter dans tous les cas et pour cela les bien connaître. Je vais les passer en revue.

I.

Je ne ferai que mentionner la fatigue éprouvée par le muscle en expérience, car chacun sait qu'il est facile de l'éliminer au moyen d'expériences alternantes. Lorsqu'on voudra, par exemple, comparer deux sortes d'excitations, toutes les excitations paires seront d'une espèce, toutes les excitations impaires de l'autre. On aura ainsi deux séries dans lesquelles la fatigue aura eu la même influence et que l'on pourra comparer.

Lorsqu'on fait des expériences sur la contraction musculaire il y a une précaution qu'il ne faut jamais oublier, c'est de faire une excitation à blanc, au moment où l'on vient de fixer le muscle sur le myographe, car il arrive souvent que dans cette opération il a été un peu tiraillé et qu'il n'a pas la longueur qu'il devrait avoir normalement sous la tension à laquelle il est soumis.

Je ne fais que citer ces faits pour être aussi complet que possible et je passe à des observations plus délicates.

II.

Prenons d'abord le circuit dans lequel circulera notre flux d'électricité. Il y a de nombreux cas où, dans le courant des expériences, pour un motif ou un autre, on renverse le sens de propagation du flux; il est très important alors d'avoir ce que l'on peut appeler un circuit symétrique : je vais me faire comprendre par un exemple. Dans une série d'expériences, j'excitais une grenouille au moyen de la décharge d'un condensateur; cette décharge se faisait automatiquement à chaque révolution du cylindre enregistreur à l'aide d'une pointe de platine plongeant dans un godet à mercure, et avait lieu tantôt dans un sens tantôt dans l'autre. J'observais des contractions très différentes suivant que l'excitation était ascendante ou descendante. Mais, m'étant demandé si cela ne tenait pas à la différence de forme de l'onde, suivant qu'elle passait de la pointe de platine au mercure ou inversement, je plaçai l'inverseur de courant après le commutateur à mercure, et aussitôt je vis disparaître les différences que j'avais notées.

III.

Il y a une cause d'erreur que je n'ai jamais vu signaler, et cependant, elle a une influence si grande, qu'en sachant s'en servir, on peut, dans un grand nombre de cas, faire dire à une expérience ce que l'on veut. Cela est d'autant plus grave que l'expérience paraît faite avec la plus entière bonne foi. Je m'y suis laissé prendre moi-même pendant quelque temps.

Supposons qu'ayant fixé une grenouille au myographe, on lui donne une série d'excitations allant en croissant : on aura des contractions d'abord faibles, puis augmentant, pour tendre vers un maximum.

La figure 1 est un tracé ainsi obtenu. Au début, pour une petite différence dans les excitations, on a

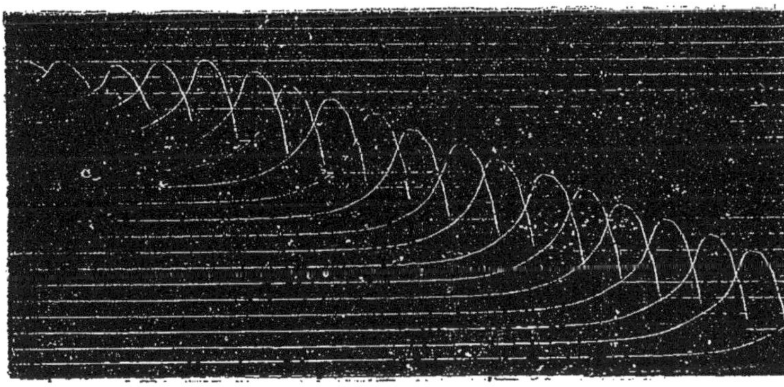

Fig. 1.

une différence sensible dans les réponses; mais vers la fin, il n'en est plus rien. Cela s'explique car le raccourcissement tend vers une limite. Or très souvent dans les expériences de ce genre, la première idée qui se présente à l'esprit, c'est de chercher à obtenir de belles contractions; on pense que plus elles seront grandes, mieux on verra les détails. Cela est vrai, mais alors on n'a plus de sensibilité. Voici une expérience où précisément ce fait attira mon attention.

J'avais entrepris une série de recherches, ayant pour point de départ une hypothèse de Boudet de Pâris dont je parlerai plus loin, et pour but de voir s'il y avait quelque relation entre l'énergie d'une contraction musculaire et l'énergie dépensée pour l'excitation. La première expérience à faire était de voir si pour deux excitations différentes, mais de même énergie, on avait la même contraction (1). Je pris deux condensateurs, l'un de 2/10 de Microfarad, l'autre

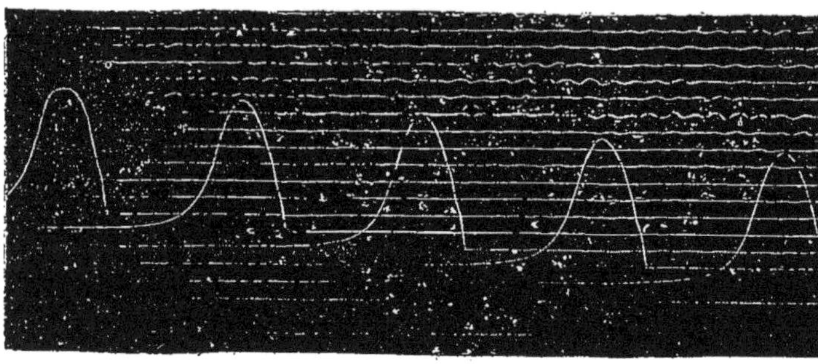

Fig. 2.

de 8/10. Je chargeai le premier à l'aide de 24 éléments Leclanché, le deuxième avec 12 éléments. J'emmagasinais ainsi chaque fois la même quantité d'énergie, et je m'en servais pour exciter un muscle. J'obtins le tracé figure 2. Je recommençai plusieurs fois la même expérience, et du résultat, je crus pouvoir conclure qu'à énergie égale, on obtenait le même effet.

Mais, en variant mes expériences, je pris un jour comme excitations équivalentes 1/10 de Microfarad avec 12 éléments, et 4/10 avec 6 éléments. J'obtins

---

(1) La quantité d'énergie fournie par la décharge d'un condensateur s'évalue en multipliant sa capacité par le carré de la force électromotrice qui a servi à le charger. Dans le cas dont il s'agit l'énergie des deux décharges est la même, car on a $\frac{2}{10} \times \overline{24}^2 = \frac{8}{10} \times \overline{12}^2$.

alors le tracé fig. 3. Je cherchai la cause de cette différence; je ne tardai pas à la trouver. Dans mes

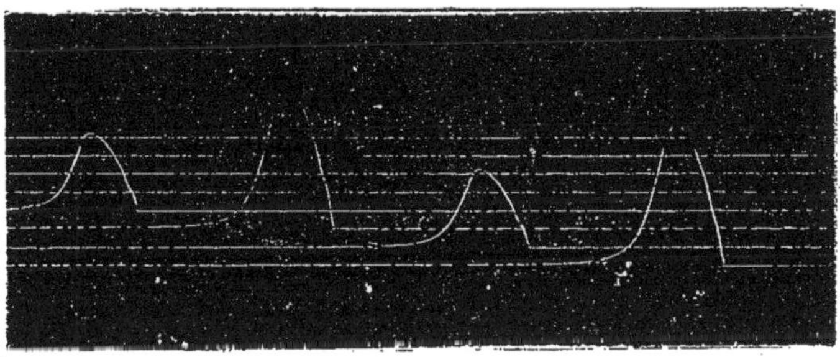

Fig. 3.

premières expériences je n'avais pas assez de différence entre les contractions pour en être frappé.

Il faut donc, autant que possible, opérer dans ce que l'on peut appeler la *zone de sensibilité;* ne pas chercher à avoir des contractions trop grandes. Celles qui conviennent le mieux doivent avoir environ la moitié ou les deux tiers du maximum : on est alors dans de très bonnes conditions.

IV.

Je vais parler maintenant de l'influence des courants dérivés. Cette question a été signalée déjà par bien des auteurs. Claude-Bernard a fait voir combien l'on peut se tromper en agissant sur un nerf en place, au lieu de le couper à une extrémité. Le fait suivant montrera combien les erreurs que l'on peut commettre, dans cet ordre d'idées, sont plus fréquentes qu'on ne le suppose.

En général, lorsqu'on opère sur une grenouille, on la fixe à l'aide d'épingles sur une plaque de liège. Dans une expérience de ce genre, où je voulais éviter les courants dérivés, j'avais cru prendre toutes les précautions désirables, car j'étais allé jusqu'à isoler ma pile sur un gâteau de résine. J'avais coupé le sciatique d'une grenouille à la partie supérieure et j'en avais déposé l'extrémité allant aux muscles sur une lamelle de verre, posée elle-même sur la cuisse de l'animal. En agissant alors avec les électrodes sur le nerf, je me croyais à l'abri de toute erreur. Mais, des résultats anormaux ayant éveillé mon attention, je m'aperçus que la lamelle avait été légèrement mouillée par les liquides de l'animal et des électrodes, et sa surface conductrice suffisait à fausser les résultats. Je vis aussi que le liège, quoique peu conducteur, l'était cependant assez pour que la grenouille entrât en contraction, chaque fois que je le touchais, avec une électrode, même en un point éloigné.

On voit combien ces courants dérivés sont difficiles à éviter, et l'on peut presque dire que, dans ce genre d'expériences, il n'y a que par l'air qu'il ne puisse se produire de dérivation. Il faut donc, par exemple, dans le cas que je viens de citer, élever la petite lamelle de verre sur laquelle repose le nerf, de façon à ce qu'elle-même ne puisse être en contact avec la grenouille.

V.

J'aborde enfin la question des actions chimiques produites par l'électricité agissant sur les tissus. Elles peuvent être de deux espèces : les actions chimiques ayant lieu au contact des électrodes et des liquides, et celles ayant lieu sur le trajet du flux dans l'intérieur de l'organisme.

La première de ces deux questions est la mieux connue. Lorsqu'à l'aide d'électrodes solides et conductrices, on fait passer un courant dans un corps composé fondu ou en solution, ce corps est décomposé; il y a dégagement d'éléments métalliques au pôle négatif, et d'éléments acides au pôle positif. Quoi qu'en ait dit et imprimé certain auteur, on sait depuis 1834 (Lois de Faraday) que la grandeur de ces actions ne dépend que de la quantité d'électricité qui traverse le corps, que, quelle que soit la source employée, elle est proportionnelle à l'intensité du courant et au temps pendant lequel il agit. Il n'y a donc pas de piles à forte action chimique ni à faible action chimique. Cette action est déterminée quand l'intensité du courant l'est elle-même.

Par conséquent, quoique nous puissions faire, nous aurons au contact de nos électrodes des acides et des bases en liberté. Il en résultera une force contre-électromotrice de polarisation qui affaiblira le courant; mais cet inconvénient n'est que peu de chose. Ce qui est plus grave, c'est que si les électrodes sont en contact avec les tissus, ces tissus seront en certains points modifiés dans leur constitution et leurs propriétés; l'on n'a pas toujours tenu compte de ce fait.

On a imaginé divers procédés pour remédier à ce défaut en employant ce que l'on a appelé des *électrodes impolarisables*. Je ne décrirai que celles dues à M. d'Arsonval. Je crois que ce sont de beaucoup les meilleures; aussi m'en suis-je toujours servi. Chaque électrode se compose d'un petit bâton d'argent recouvert de chlorure d'argent et fixé par un bouchon dans un tube de verre. Ce tube est rempli d'une solution de chlorure de sodium à 1 p. 100 et c'est son extrémité effilée qui est mise en contact des tissus, ce qui n'a pour eux aucun inconvénient. Lorsque le courant passe, il y a à l'électrode positive dégagement de chlore, qui, au contact de l'argent, donne du chlorure d'argent; à l'électrode négative, mise en liberté de sodium, qui en présence du chlorure d'argent donne de l'argent métallique et du chlorure de sodium. On voit que les électrodes et le liquide ne sont en aucune façon altérés. Il n'y a donc de ce chef, ni force contre-électromotrice de polarisation, ni produit chimique nuisible en liberté au contact des tissus.

Passons maintenant aux actions chimiques, qui peuvent se produire dans l'intimité même des organes soumis à l'expérience. Cette question a suscité de vives discussions; et en effet au premier abord, elle est assez embarrassante.

En général, lorsqu'on veut voir si dans un circuit il y a production d'action chimiques, on recherche s'il y a polarisation. Or cette question est assez délicate à élucider. Dans le cas dont nous nous occupons, on ne peut se borner à constater que le courant s'affaiblit avec le temps, car la pile dont on fait usage se polarise toujours un peu. Il est également impossible d'utiliser la méthode qui consiste à rompre le circuit, et, après avoir retiré la pile, de la remplacer par un galvanomètre, car les électrodes d'Arsonval elles-mêmes ne sont pas parfaites, et on peut leur attribuer le courant de polarisation observé. D'ailleurs ce courant est souvent très fugace. J'ai étudié cette question et je crois être arrivé à une solution satisfaisante en appliquant à ce cas spécial la méthode de M. Chaperon. Voici en quoi elle consiste :

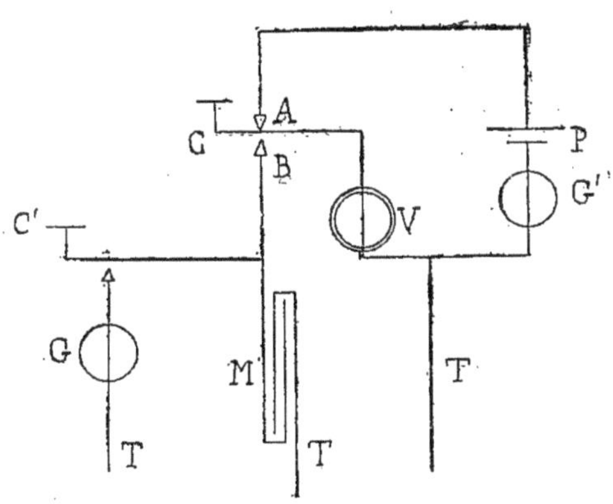

Fig. 4.

On a une pile P (fig. 4) dont le courant traverse un voltamètre V, dans la position de la clef C indiquée sur la figure. Abaissons la clef C de manière à en établir le contact avec B : le circuit de la pile est rompu, et le voltamètre agissant comme pile secondaire charge le condensateur M. En répétant plusieurs fois la même manœuvre, (laissant revenir la clef à sa position primitive et appuyant de nouveau sur elle), on finit par porter le condensateur M au potentiel du voltamètre au moment du passage du courant. Si à ce moment on connaissait la charge totale de M on aurait son potentiel, or on sait évaluer une quantité d'électricité. Il suffit pour cela de la lancer à travers un galvanomètre balistique, ce qui dans le cas de la disposition indiquée par la figure se fait en pressant sur la clef C'. L'élongation est alors proportionnelle à la force électromotrice cherchée.

Je me servais dans ces recherches d'un condensateur d'environ 10 microfarads et d'un galvanomètre Deprèz-d'Arsonval, dont j'avais augmenté le moment d'inertie à l'aide d'un petit barreau de cuivre. Un autre galvanomètre placé dans le circuit de la pile me donnait à chaque instant l'intensité du courant de charge.

Dès lors, je faisais la série des opérations suivantes : Deux cristallisoirs, au fonds desquels se trouvaient des lames de platine, étaient à moitié remplis d'une solution de chlorure de sodium à 1/100. Les lames de platine servaient d'électrodes et avaient environ ving-cinq centimètres carrés de surface. J'établissais d'abord la communication entre les deux cristallisoirs, à l'aide d'un siphon rempli de la solution, et je mesurais la force électromotrice de polarisation du voltamètre ainsi constitué. Puis, remplaçant le siphon par une grenouille à cheval sur les bords des cristallisoirs, je recommençais les mesures. Si la grenouille n'était le siège d'aucune action chimique, je devais ne pas trouver de différence pour un même courant de charge.

Or, il n'en fut pas ainsi. Je constatai nettement qu'avec la grenouille, l'effet était toujours plus considérable qu'avec le siphon. La différence entre les maximums des deux forces électromotrices de polarisation était d'environ 1/5 de Volt. Par conséquent la grenouille était capable de donner une force contre-électromotrice de polarisation de 1/5 de Volt. Il est même possible qu'avec des courants plus intenses que ceux dont je disposais, on puisse aller plus loin. Pour le moment, je me suis contenté de démontrer que le passage du courant à travers des tissus vivants, y donne lieu à des actions chimiques. Nous verrons dans la suite quelle importance cela peut avoir.

VI.

Avant d'aborder un autre sujet, je veux encore faire quelques remarques sur les deux espèces de myographes dont je me suis servi dans l'étude de la contraction musculaire. La grenouille sur laquelle j'opérais, car, dans ce genre d'expériences c'est, pour ainsi dire, le seul animal que l'on emploie, était d'abord immobilisée, soit par le curare, soit par section de la tête ou destruction de la moelle à l'aide d'un stylet, suivant les cas. Je la fixais ensuite par des épingles sur une plaque de liège, et, après lui avoir détaché le tendon d'Achille à son insertion osseuse, je fixais celui-ci au levier du myographe à l'aide d'un petit crochet en platine passé dans le nodule sésamoïde qui se trouve au bas du tendon. Les électrodes étaient généralement placées, l'une à la partie supérieure du gastrocnémien, l'autre vers son tiers inférieur. Le levier de deux centimètres de long était en laiton; son articulation pouvait être considérée comme à frottement nul, quoique n'ayant qu'un jeu insignifiant. Pour rendre les contractions plus manifestes, ce petit levier était prolongé par un style d'environ vingt centimètres et composé de deux fils de verre très fins, soudés à leur extrémité. On obtient ainsi un petit appareil absolument rigide et très léger.

Reste à tendre le levier et par suite le muscle. Cela peut se faire de deux manières. Chacune a ses avantages et ses inconvénients; il importe de savoir les utiliser judicieusement. La première consiste à employer un petit ressort à boudin. La tension que ce ressort exerce sur le muscle n'est pas constante; elle croît quand le muscle se raccourcit. Il faut donc au préalable bien étudier son appareil au moyen de poids et le graduer. De plus on n'est jamais bien certain en remplaçant un muscle par un autre, de le soumettre à la même tension. A ces points de vue il vaut bien mieux se servir de poids agissant directement sur le muscle. C'est en cela que consiste la seconde méthode.

Mais alors il faut placer le cylindre enregistreur verticalement, et l'on ne peut plus se servir du chariot à entraînement parallèle que nous livrent les constructeurs, à moins de rattacher le poids au muscle par un fil passant sur une petite poulie, ce qui est mauvais, car il en résulte des frottements. Un autre inconvénient des poids, provient de leur masse qui intervient pendant le mouvement pour modifier la courbe de la contraction, surtout lorsqu'elle est rapide. Il faudra donc dans chaque cas examiner quelle est la disposition qui convient le mieux et l'indiquer dans les résultats.

CHAPITRE II.

DES EXCITATIONS ÉLECTRIQUES.

On peut de bien des manières différentes, faire agir l'électricité en mouvement sur les corps organisés. A chaque action correspond un certain effet et le seul principe que l'on puisse poser tout d'abord, principe évident *à priori* et que l'on vérifie d'ailleurs expérimentalement, c'est que, pour une même excitation sur un animal donné, on obtient toujours le même résultat.

Il s'agit donc avant tout de classer les divers modes d'excitation, afin de les étudier chacun à part, et de ne pas comparer et confondre des éléments qui ne se ressemblent pas. Pour arriver à ce résultat, je vais d'abord indiquer un mode de représentation graphique des décharges électriques.

Considérons un point d'un circuit. A chaque instant, le courant électrique qui passe en ce point a une certaine intensité. Or, si sur une droite ox, nous portons en abcisses les temps et, en ordonnées, les intensités au point du circuit considéré, nous aurons une

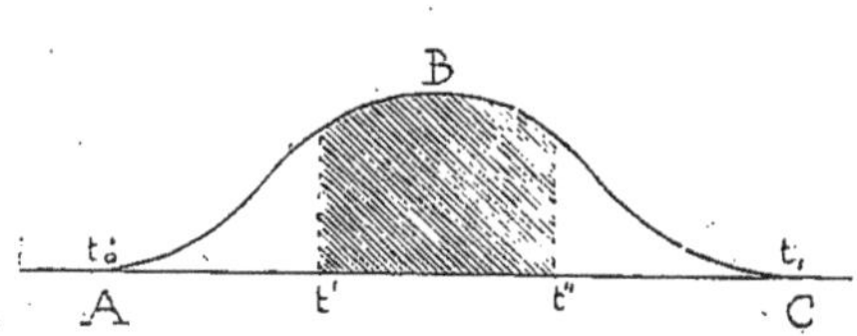

Fig. 5.

courbe de la forme ABC, par exemple (fig. 5). Cette

courbe sera pour nous une image de l'onde excitatrice, dans laquelle nous retrouverons tous les renseignements, sauf la valeur du potentiel, ce qui est sans inconvénient ainsi que nous le verrons plus loin. Supposons, par exemple, que l'on veuille avoir la quantité d'électricité qui a passé depuis un moment t', jusqu'à un moment t". Il est facile de démontrer qu'elle est représentée par la surface ombrée sur la figure, et comprise entre la droite *ox* la courbe et les deux ordonnées correspondant aux temps donnés. Nous conviendrons de plus de porter la courbe au dessus ou au dessous de la droite, suivant que l'onde sera descendante ou ascendante.

Examinons maintenant les différents cas qui peuvent se présenter : Ils sont assez restreints.

1° La figure 6, A, représente une droite parallèle à l'axe des abcisses. On a un courant continu dont l'intensité est déterminée par la distance de la droite à l'axe.

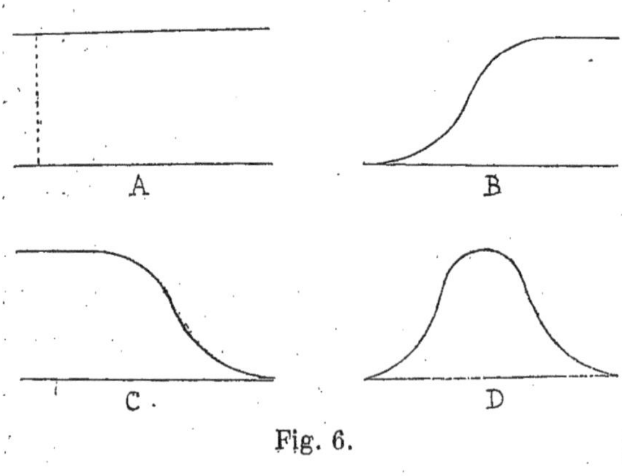

Fig. 6.

2° La courbe part de zéro pour devenir asymptote à une parallèle de l'axe. C'est l'onde de fermeture d'un courant (fig. 6, B).

3° La courbe part d'une parallèle à l'axe pour venir à zéro. C'est l'onde de rupture (fig. 6, C).

4° La courbe part de zéro pour revenir à zéro. C'est la décharge d'une certaine quantité d'électricité soit par induction, soit après accumulation sur un conducteur donné (fig. 6, D).

5° On a une série d'ondes analogues à la précédente ; c'est ce que l'on obtient avec une machine d'induction.

Pour savoir par quelle étude il faut commencer, il faut connaître ce qui agit dans une décharge électrique, afin de s'attaquer au cas le plus simple. Pendant fort longtemps on ne s'en était pas beaucoup occupé.

Boudet de Pâris est, je crois, le premier qui ait émis à ce sujet une idée rationnelle. Il s'est demandé si les excitations électriques n'étaient pas proportionnelles aux quantités d'énergie dépensées. J'ai fait voir plus haut qu'il n'en était rien, et j'ai su, depuis que mes expériences sont terminées, que Boudet de Pâris était déjà arrivé à la même conclusion.

On a fait une autre hypothèse, c'est que les effets physiologiques, tels que sensations et contractions musculaires, étaient sous la dépendance d'une variation brusque de potentiel ; je vais décrire les deux méthodes par lesquelles j'ai fait voir que cette variation de potentiel en elle-même n'a aucune influence.

1° Méthode. — Cette expérience n'est que la répétition de celle que fit Faraday dans un autre but. Je prends une grenouille et je la mets dans un vase en verre dont je recouvre l'extérieur avec une feuille d'étain en laissant une fenêtre pour voir ce qui se passe à l'intérieur. Je place ce vase sur un support isolant, et je le mets en communication avec le conducteur d'une bonne machine à frottement. Dans ces conditions, je puis charger et décharger brusquement la feuille d'étain sans que la grenouille semble s'en apercevoir, et pourtant elle est soumise à des variations de potentiel énormes.

2° Méthode. — Je fixe à un myographe une grenouille curarisée. De chaque côté de la grenouille, se trouve un rhéostat à liquide très résistant. Je provoque les contractions du gastrocnémien à l'aide des ondes d'ouverture ou de fermeture d'une pile. Cela étant, je puis, sans rien changer au courant qui traversera la grenouille, mettre un point quelconque du circuit à terre; mais dans les différents cas, les variations de potentiel seront loin d'être les mêmes. En effet, supposons que je représente par BC la ré-

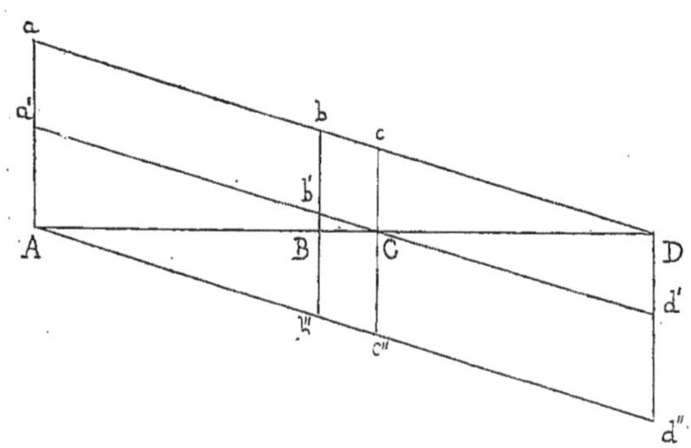

Fig. 7.

sistance de la grenouille (fig. 7), par AB et CD

celles des deux rhéostats. Si je mets d'abord à terre le pôle négatif de la pile, la distribution des potentiels le long du circuit sera représentée par une ligne telle que a b c D, par suite la grenouille aura subi, au moment où j'aurai lancé le courant, une variation de potentiel représentée par B b. On voit de même que si c'est le pôle positif de la pile qui est à terre, la variation aura été en sens inverse de la précédente et qu'elle sera sensiblement nulle quand c'est la grenouille elle-même qui est à terre. Cette expérience simple montre très clairement qu'en lui-même le potentiel n'intervient nullement, par suite les courbes que j'ai indiquées plus haut suffisent à donner tous les renseignements nécessaires pour déterminer une excitation.

Ces restrictions étant faites, j'ai cherché s'il n'était pas possible de simplifier la question. Une onde électrique étant donnée, la forme de cette onde a-t-elle une influence? Pour élucider cette question, j'ai excité des grenouilles fixées au myographe, à l'aide des décharges d'un condensateur, et j'ai cherché à déformer l'onde de diverses manières, en modifiant la self-induction du circuit. Pour cela j'y introduisais diverses bobines avec ou sans fer doux, ou avec des noyaux en cuivre; — j'avais d'ailleurs soin de maintenir constante la résistance totale. Dans ces conditions je vis que la forme de l'onde avait une influence et qu'il fallait en tenir compte. — Comme l'étude de la forme d'une onde électrique, est une des plus délicates de la physique, il faut se placer dans le cas le plus simple, celui où la forme de l'onde est une droite, c'est-à-dire quand on a affaire à un courant continu, (l'on n'a alors qu'une variable indépendante, condition qu'il faut toujours chercher à réaliser dans les expériences). C'est cette étude que je vais entreprendre et naturellement je ne pourrai passer complètement sous silence ce qui se passe pendant la fermeture et la rupture du courant, quoique ces phases aient plus d'analogie avec les décharges.

Dans la suite de nos expériences nous aurons souvent affaire à la contraction musculaire; il est donc très utile que nous fassions ici une petite digression sur les différentes théories qui ont été proposées pour expliquer cette contraction. On verra qu'en raisonnant convenablement, on est amené logiquement à diriger ses expériences d'une certaine façon. On a classé les diverses théories de la contraction musculaire en théories chimiques, mécaniques et physiques et on a voulu parfois les opposer les unes aux autres. C'est là une erreur absolue, car ces théories n'expliquent pas plus la contraction les unes que les autres. Elles ne visent chacune qu'une phase du phénomène. C'est comme si en présence d'une locomotive en marche plusieurs personnes expliquaient son mouvement, l'une par la combustion du charbon dans le foyer, une autre par la transformation de la chaleur en travail dans le tiroir, et une autre encore par l'action de la bielle sur la manivelle des roues. Toutes ces explications seraient en partie exactes, mais pas une ne suffirait, prise à part, à faire comprendre pourquoi la locomotive avance. De même dans la contraction musculaire il y a une partie physique, c'est le changement de forme du muscle; il en résulte une production de travail qui ne peut se créer de rien. C'est ici qu'interviennent les théories mécaniques. Je ne m'arrêterai pas à l'hypothèse de Dubois-Reymond, car les physiciens savent que l'électricité ne peut se transformer en travail. C'est une certaine quantité de chaleur qui disparaît. Si cela n'était pas évident au point où en est la science, il y aurait suffisamment d'expériences pour le prouver, entre autres, celles de Hirn et de Béclard. La chaleur nécessaire à la production du travail est fournie par des combustions dans l'intimité des tissus, sur la nature desquelles je ne puis me prononcer, n'ayant pas en cette matière la compétence nécessaire.

Dans cette série de phénomènes celui qui nous intéresse le plus est la variation de forme du muscle, c'est elle qui est sous la dépendance directe de l'excitation, je ne veux pas examiner ici les différentes explications proposées pour rendre compte de ce fait. Je dirai seulement que l'hypothèse de Rouget, me paraît mise à néant par l'examen histologique. Quant à la théorie qui veut que le raccourcissement ait lieu par suite d'une variation de l'élasticité, elle ne fait, il me semble, que reculer la difficulté, car on doit se demander pourquoi et comment cette variation se produit. D'ailleurs certaines expériences que j'ai faites et que je décrirai ultérieurement ne me paraissent pas d'accord avec cette explication.

Pour moi je me rallie entièrement à Kuss et à Ranvier. Je n'ai jamais vu de chromoblastes, mais ainsi que je l'ai fait moi-même, chacun peut s'assurer des mouvements des cellules lymphatiques et de ceux des cils vibratiles. Pourquoi les éléments qui forment une fibrille musculaire, ne pourraient-ils pas changer de forme sous certaines influences? Les disques épais ayant une forme allongée dans le sens de la fibre musculaire, on conçoit très bien que dans leur variation de forme ils tendent vers la sphère et par suite produisent un raccourcissement.

Si c'est là le mécanisme de la contraction musculaire il est fort probable que l'on ne pourra pas trouver une relation entre l'excitation et la réponse, cette excitation n'étant pour ainsi dire qu'un déclanchement. On pourrait, il est vrai, faire une objection en disant que si ce n'est qu'un déclanchement, on devrait, quelle que soit l'excitation, obtenir le même résultat. Je ne suis pas de cet avis; l'intensité de l'excitation peut faire varier le déclanchement. Une simple comparaison fera mieux comprendre qu'il peut en être ainsi. Lorsqu'on fait usage d'explosifs, la manière dont on provoque l'explosion est loin d'être indifférente à l'effet produit. Tout le monde sait en effet que l'on peut mettre le feu à du fulmi-coton ou à de la dynamite, sans qu'il en résulte de dégâts, et que les effets peuvent au contraire en être terribles, si la cartouche a été convenablement amorcée. Mais il faut aller bien plus loin que cela, en admettant même qu'une cartouche de dynamite vienne à détonner, les effets ne sont pas les mêmes suivant la quantité de fulminate employée ; et j'ai à peine besoin de dire qu'il serait naïf de vouloir déduire l'effet destructeur de la dynamite uniquement de la connaissance de l'amorce excitatrice.

Je vais maintenant, ainsi que je l'ai dit plus haut, étudier le cas le plus simple parmi les divers modes d'excitation électrique et chercher à pousser cette étude aussi loin qu'il me sera possible.

CHAPITRE III.

ÉTUDE DES COURANTS CONTINUS.

Lorsqu'on excite un membre à l'aide d'un courant il se produit au moment de la fermeture une contraction assez forte, à laquelle succède un raccourcissement permanent des muscles; puis, à la rupture, on a une nouvelle contraction moins énergique en général que la première, après laquelle les muscles mettent un temps assez considérable à revenir à leur longueur primitive. La figure 8, qui

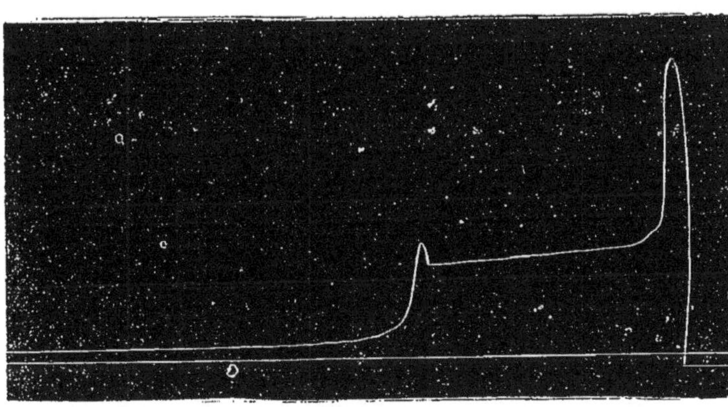

Fig. 8.

est un tracé pris sur le gastrocnémien d'une grenouille immobilisée par destruction de la moelle, peut donner une idée de ce que l'on obtient de cette façon. On voit qu'après la cessation de toute espèce d'action, on a encore un certain allongement permanent que l'on peut comparer au résidu d'élasticité qui persiste après la déformation d'un solide élastique. Aussi par analogie et pour simplifier le langage, peut-on appeler cet état : *résidu de contraction*. Le raccourcissement qui a lieu pendant le passage du courant a été signalé par Remak qui l'a étudié sur l'homme et l'a appelé *contraction* ou *état galvanotonique*. Depuis cette époque, il y a peu d'électrophysiologistes qui ne se soient occupés de cette question, mais ils sont loin d'être d'accord sur les résultats et sur l'explication du phénomène. Pour Onimus, c'est simplement une action réflexe ; Dubois-Reymond se contente de déclarer qu'il est inadmissible pour lui qu'un courant continu agisse sur un nerf ; mais cette affirmation ne semble inspirer qu'une médiocre confiance à Erb car il a dit, p. 69 de son traité d'électrothérapie : « Dans les courants très forts, la fermeture du courant n'est pas suivie d'une commotion courte et simple, mais se manifeste souvent sous la forme d'une contraction tonique prolongée ou tétanique, qui diminue ensuite peu à peu. Tonus de fermeture ou tétanos de fermeture. Les physiologistes se sont donné beaucoup de peine pour expliquer ce phénomène qui contredit la proposition fondamentale de Dubois-Reymond, et qui nous force presque à admettre que le nerf moteur est excité par le courant galvanique suffisamment fort, même pendant son écoulement constant. En effet, on admettra aussi que précisément de faibles courants, de direction descendante, ont une action tétanisante quand l'espace à parcourir est long, mais on n'a pas trouvé une explication satisfaisante de ce phénomène, j'ai pourtant dû mentionner le fait parce que nous pouvons aisément produire à chaque instant sur un homme vivant, un pareil tétanos de fermeture. »

Il est difficile de se faire une opinion d'après les résultats soi-disant acquis. Il faut absolument reprendre certaines expériences. Mais une chose que l'on ne s'explique nullement, c'est pourquoi Remak et Erb se sont persuadés qu'ils agissaient sur les nerfs en opérant sur l'homme. Il est indispensable d'expérimenter sur des animaux, en ayant soin d'agir isolément sur les nerfs et sur les muscles, afin de pouvoir évaluer la part qui revient à chacun d'eux.

Nous allons commencer par les nerfs.

Action du courant sur les nerfs.

Lorsqu'on étudie la contraction provoquée dans les muscles par l'action des courants de pile agissant sur les nerfs, on est au premier moment complétement dérouté; mais on est perdu si par malheur on cherche à se renseigner dans les livres. Ce qui est démontré pour Pfluger, est absurde pour Onimus, et l'on est étonné de voir des physiologistes en si complet désaccord sur un fait d'observation.

D'où peut provenir cette divergence d'opinion ? J'ai déjà signalé plus haut l'influence des courants dérivés, et je crois qu'ils ont joué un grand rôle dans la question qui nous occupe. Je vais citer un fait qui prouve bien que l'on peut se croire en parfaite sécurité de ce côté, tout en commettant des erreurs. Prenons une pile quelconque, et en attachant les deux extrémités d'un conducteur aux pôles, formons un circuit. Puis prenons un autre conducteur que nous fixerons en un point indéterminé de ce circuit et conduisons-le à terre en le faisant passer par un galvanomètre assez sensible; je n'exagère pas en disant que neuf fois sur dix, nous verrons l'aiguille dévier du zéro, ce qui ne devrait pas être si nous n'avions pas de dérivation par la surface conductrice des vases de pile; il nous suffira en effet de placer notre pile sur un gâteau de résine, pour n'avoir plus trace de courant à travers notre galvanomètre. Combien y a-t-il d'expériences où l'on ait eu soin de bien isoler sa pile et de ne pas laisser traîner sur la table les fils conducteurs? J'ai toujours eu cette précaution dans les cas délicats. Je crois aussi que dans cette étude, il ne faut pas employer des courants par trop forts, d'abord, parce que les actions chimiques qui prennent naissance dans le nerf soumis à l'expérience peuvent prendre une trop grande importance et modifier l'action du courant considéré en lui-même, et ensuite, qu'elles altèrent le nerf; d'ailleurs, il peut aussi en résulter un dégagement de chaleur qui trouble le phénomène; c'est comme si en étudiant l'action de la température sur un animal, ou poussait la limite trop loin.

Dans les expériences que j'ai faites à ce sujet, je n'ai jamais dépassé un milliampère. Le courant m'était donné par une pile de Gaiffe; je pouvais aisément le graduer à l'aide du commutateur bien connu porté par la boîte, qui permet d'introduire dans le circuit un nombre d'éléments variant de deux à vingt-quatre. Pour opérer d'une façon précise, il faut éviter toute espèce de dérivation, ainsi que je l'ai déjà dit. Après avoir fixé la grenouille sur une plaque de liège, j'isolais le tout à l'aide d'un support en verre; le nerf détaché à sa partie supérieure était étalé sur une lamelle en verre où il était humecté d'eau salée à 1/100. Ce liquide, ainsi que l'a fait voir M. Ranvier, n'altère pas les propriétés du nerf. Je ne tardai pas à m'apercevoir que ce dispositif était très mauvais, car il établissait rapidement une communication par le bord de la lamelle qui touchait la grenouille et que l'eau salée avait rendue conductrice. Dès lors je la soulevai légèrement sur un support isolé et je n'eus plus rien à craindre de ce côté, le courant ne pouvait plus passer que par le nerf.

J'opérai ainsi pendant assez longtemps, et j'avoue que, tout en cherchant à me placer dans les mêmes conditions, les résultats n'étaient pas toujours bien concordants. Pourtant en éliminant peu à peu quelques petites causes d'erreurs, telles que dérivations établies en touchant le commutateur à la main, je pus me rallier aux résultats suivants.

Pour les courants faibles, c'est-à-dire ne dépassant pas un milliampère, on a une contraction à la fermeture, quand le courant est descendant, et une contraction à la rupture, quand le courant est ascendant. Cependant je dois dire que parfois la contraction se produit à la rupture et à la fermeture, surtout quand le courant augmente d'intensité.

D'où provient cette différence entre le courant descendant et le courant ascendant. En y réfléchissant, l'interprétation de ce phénomène me parut des plus simples. Je ferai voir plus loin que le courant continu n'agit pas sur les nerfs; dès lors un nerf parcouru par un courant continu se trouve, au point de vue de son excitabilité, dans les mêmes conditions qu'un nerf à l'état ordinaire. En se servant du mode de représentation graphique que j'ai donné plus haut, on peut s'assurer aisément que si un circuit est parcouru par un courant d'un certain sens, il revient au même de rompre le circuit ou de superposer au premier courant un courant d'intensité égale et de sens contraire. Par conséquent l'onde de rupture d'un courant ascendant revient à la superposition d'un courant continu qui n'agit pas, et d'une onde de fermeture d'un courant descendant. On voit en somme que le fait de la contraction à la fermeture d'un courant descendant entraîne par cela même la contraction à la rupture d'un courant ascendant. Voici donc déjà une partie du phénomène expliquée. Mais d'où provient la contraction à la rupture et à la fermeture quand le courant augmente d'intensité, d'où proviennent aussi les irrégularités que l'on rencontre parfois? pourquoi enfin un courant descendant provoque-t-il une contraction à la fermeture et non à la rupture? Toutes ces questions sont des plus difficiles à résoudre, et je crois qu'en expérimentant simplement sur des animaux, comme on l'a fait jusqu'ici, on n'arrivera qu'à accumuler des expériences plus ou moins concordantes, mais d'où l'on ne pourra tirer aucune loi, et cela pour un motif très simple. Lorsqu'on veut trouver expérimentalement la loi d'un phénomène, fonction de plusieurs variables, il faut chercher à laisser constantes toutes les variables sauf une, puis recommencer la même opération pour chacune d'elles. Dans les expériences du genre de celles dont il s'agit, il y a en cause plusieurs variables sur lesquelles nous ne pouvons pas agir, car elles dépendent de l'animal en expérience; il faudrait par suite un bonheur invraisemblable pour élucider la question. Je me suis engagé dans une voie nouvelle en cherchant à éviter les inconvénients que je viens de signaler; je vais décrire mes expériences et le résultat de mes recherches.

En parcourant les remarquables leçons sur l'histologie du système nerveux faites par le professeur

Ranvier au Collège de France, je fus frappé par le fait suivant. Ayant coupé le sciatique d'une grenouille à sa partie supérieure, et pour mettre en évidence une propriété sur laquelle je n'ai pas à insister ici, M. Ranvier avait attaché un fil de lin à l'extrémité du nerf. En excitant ce fil de lin à l'aide d'une bobine d'induction, comme on le ferait pour un nerf, il vit que l'on pouvait obtenir des contractions des muscles, et il dit à ce sujet : « ce phénomène est bien connu des physiciens sous le nom de décharge dérivée ». Ici, malgré toute l'admiration que j'ai pour le célèbre professeur du Collège de France, je dois dire que le fil de lin ne constituait pas ce que l'on appelle une dérivation. Je fus frappé de l'importance que me paraissait avoir ce fait, qui en somme s'explique, mais auquel je n'avais pas songé, et j'entrepris quelques expériences.

En premier lieu je pris une bobine d'induction, j'attachai à chaque borne un fil conducteur qui aboutissait par son autre extrémité à une boîte de résistance; d'un point du circuit ainsi obtenu partait un fil qui allait à terre en passant par un téléphone. Je fis fonctionner la bobine et je constatai que lorsque la résistance du circuit était faible, je n'entendais absolument rien. A partir de 100 ohms un bruit se fit entendre, ce bruit augmenta avec la résistance, si bien que vers 5.000 ohms on eut pu croire que le téléphone était dans le circuit.

Je fus fort étonné de voir cette influence de la

résistance ; je consultai à cet égard mon maître M. le professeur Gariel, qui me fit remarquer qu'en faisant varier la résistance du circuit parcouru par le courant induit, il se produisait des modifications dans les vibrations de l'interrupteur, et que ce dernier marchait mieux avec de grandes résistances qu'avec de petites. Ce phénomène auquel je n'avais pas songé s'explique facilement et je trouve inutile d'entrer dans des explications à cet égard. Il me suffira de dire que je repris mes expériences en plaçant sur le trajet du courant inducteur un diapason interrupteur excité à part; j'évitai ainsi les inconvénients que je viens de signaler et je pus m'assurer que malgré cela le phénomène que j'ai signalé se produisait encore. J'allai même plus loin, je supprimai la communication avec le sol; mon téléphone n'avait dès lors plus qu'un seul fil, et j'eus la satisfaction de constater qu'il continuait à rendre un son. Il résulte nettement de là que, même en évitant toute dérivation, lorsqu'un fil conducteur est en communication par une extrémité avec un circuit dans lequel il y a des ondulations électriques, ces ondulations se transmettent dans le fil; de même que très souvent l'on peut constater dans un canal fermé par une écluse, et donnant par son autre extrémité sur un cours d'eau rapide, des ondes qui partent de l'entrée et se propagent à la surface relativement tranquille de l'eau.

Je pris ensuite une grenouille dont je dénudai le

sciatique, je le détachai à sa partie supérieure et j'y attachai une serrefine placée à l'extrémité d'un fil conducteur. L'autre extrémité de ce fil était attachée à un circuit dans lequel se trouvait une pile et une boîte de résistance. Lorsque le courant passait d'une façon continue, je n'observais rien de particulier, mais il me suffisait de faire tantôt une rupture, tantôt une fermeture pour qu'aussitôt les muscles du mollet de la grenouille entrassent en contraction. L'on pouvait me faire une objection grave. Ces boîtes de résistance, quelque bien construites qu'elles soient, ont toujours une certaine self-induction; j'employai dans la suite un rhéostat à liquide et je n'eus plus rien à craindre de ce côté. Je dois dire que dans toutes ces expériences j'ai pris les plus grandes précautions pour éviter toute espèce de dérivation; ma pile était placée sur un grand gâteau de résine ainsi que le godet à mercure qui me servait d'interrupteur; quant à la grenouille, je la fixais avec des épingles sur une plaque de liège et le tout était isolé du sol à l'aide d'une glace.

J'ai commencé ces expériences le 19 février 1889, c'est assez dire qu'elles sont loin d'être achevées; cependant j'ai déjà pu m'assurer qu'elles fournissaient un moyen d'investigation des plus précieux, et que fort probablement elles me donneront la clef des discordances que l'on rencontre chez les divers observateurs. Je ne veux pas encore en tirer toutes les conclusions auxquelles elles me conduiront je le pense, mais je vais faire voir jusqu'à quel point je suis arrivé.

Mon circuit se composait d'une pile de Gaiffe pouvant varier de deux à vingt-quatre éléments, et d'un rhéostat à sulfate de cuivre. A une des extrémités du rhéostat était fixé un fil conducteur terminé par une serrefine servant à prendre le nerf sciatique d'une grenouille, nerf détaché à sa partie supérieure et dégagé des parties molles environnantes. Quant à l'interrupteur qui servait à établir ou à rompre le courant, il pouvait être mis en un point quelconque du circuit et, en général, je le plaçais soit entre la pile et le côté du rhéostat d'où partait le fil allant à la grenouille, soit de l'autre côté de cette pile. D'ailleurs à l'aide du commutateur de la boîte de Gaiffe, je pouvais faire passer le courant dans un sens quelconque.

Dans toutes les expériences je pus m'assurer que les effets augmentaient avec la résistance du rhéostat. Ainsi, quand cette résistance était sensiblement nulle, je n'avais de contraction ni à la rupture ni à la fermeture du circuit; en faisant croître la résistance j'obtenais une contraction, soit à la rupture, soit à la fermeture, suivant le sens du courant et finalement cette contraction avait lieu dans les deux cas.

Ce fait me paraît déjà assez important; voyons à quoi cela correspond lorsqu'on agit sur un nerf suivant la méthode ordinaire, c'est-à-dire en appliquant les électrodes en deux points de ce nerf. La variation de résistance du rhéostat devient la variation de résistance du nerf, car, ainsi que je l'ai dit, dans les expériences que j'ai faites le rhéostat ne représente que la portion du nerf excitée par les ruptures ou fermetures du courant. Or, rappelons-nous que l'on obtient des contractions de plus en plus fortes lorsqu'on agit sur des longueurs de nerfs de plus en plus grandes; cela correspond bien à un accroissement de la résistance. Je ne puis pas encore affirmer que cette variation de résistance, provenant d'une action sur une portion de nerf plus ou moins longue, est la seule cause des différences d'effet que l'on observe; il faut que je fasse encore à cet égard diverses expériences; mais ce que l'on ne peut contester c'est qu'à défaut d'autre cause, celle-là suffirait pour donner une explication rationnelle du fait.

Mais poussons notre observation plus loin. Généralement lorsque j'avais préparé une grenouille, je saisissais dans la serrefine l'extrémité du nerf la plus éloignée de son point d'attache, c'est-à-dire au point où j'en avais fait la section, puis je faisais quelques expériences; au bout d'un moment je déplaçais la serrefine et très souvent j'obtenais des effets absolument différents de ceux que j'avais en premier lieu; d'où il me semble résulter que non seulement la longueur de nerf sur laquelle on opère a une grande influence, mais qu'il faut aussi tenir compte de la portion qui s'étend du point d'attache de ce nerf à l'électrode la plus voisine.

Enfin j'arrive à une troisième observation très importante. J'ai dit que je pouvais interrompre mon circuit en un point quelconque. Or, dès les premières expériences que je fis, et ce fait s'est confirmé depuis, je constatai que les effets variaient avec la place occupée par l'interrupteur; selon qu'il se trouvait du côté du rhéostat où était la grenouille ou de l'autre, on n'avait en général pas les mêmes résultats, et dans un assez grand nombre d'expériences que j'ai faites, par suite du simple changement de place de cet interrupteur, la contraction à la rupture était remplacée par une contraction à la fermeture et inversement.

On peut voir que mes expériences sont encore fort incomplètes; si j'ai tenu à les signaler, c'est qu'elles me paraissent avoir la plus grande importance. En effet, elles permettent de reproduire, en opérant sur des appareils de physique, les phénomènes observés sur des animaux; ils font voir que très souvent les différences que l'on observe en agissant d'une manière ou d'une autre sur les nerfs, ne tiennent probablement qu'à des variations de résistance, à des différences dans la façon d'interrompre le courant et, d'une manière générale, à des propriétés de la matière inorganique. Cela facilite singulièrement les expériences, car s'il est souvent impossible d'indiquer d'une façon précise les conditions dans lesquelles se trouvait l'animal sur lequel on opérait, si tout aussi souvent il est très difficile pour un expérimentateur de se placer deux fois dans les mêmes conditions, aussitôt que l'on n'a plus à faire qu'à la matière inorganique, toutes ces difficultés disparaissent; je suis convaincu qu'en perfectionnant un peu notre dispositif expérimental, en faisant des observations bien classées et étudiant à part l'influence de chaque différence soit dans les résistances, soit dans les autres variables dont on dispose, on pourra arriver aux résultats les plus intéressants.

Avant de terminer, je veux encore signaler un petit fait; une fois la serrefine fixée au nerf sur lequel on opère, il faut avoir soin de la soulever légèrement afin de ne pas la laisser en contact avec les muscles, car j'ai remarqué que chaque fois que cela avait lieu, je n'obtenais plus aucun effet; j'attribue ce fait à la dérivation qui se produit. Le nerf est en général très résistant par rapport aux masses molles qui l'environnent; on conçoit donc que si une onde électrique se propage par la serrefine, la plus grande partie de l'électricité passera à travers les muscles, et le nerf ne sera plus que faiblement excité.

Je crois en avoir dit assez pour le moment sur les ondes de rupture et de fermeture du courant; voyons maintenant ce qui se passe pendant le passage du courant à l'état d'écoulement continu.

Les premières expériences que je fis à cet égard consistaient simplement à fixer au myographe le gastrocnémien d'une grenouille et à agir sur le nerf préalablement détaché, en lançant le courant de la pile. J'obtenais ainsi une contraction de fermeture puis un petit raccourcissement permanent pendant le passage du courant, une contraction à la rupture, et enfin le raccourcissement que j'ai appelé résidu de contraction. Je ne tardai pas à remarquer que le raccourcissement galvanotonique avait très sensiblement la même valeur que le résidu de contraction et je me demandai s'il ne tenait pas à la même cause, c'est-à-dire si le raccourcissement galvanotonique n'était pas autre chose que le résidu de la contraction de fermeture.

Il y avait un moyen simple de l'éviter, il fallait se débarrasser de la contraction de fermeture. Pour cela je préparai une grenouille comme dans le cas précédent, et j'appliquai les électrodes en deux points du nerf détaché; mais au lieu de lancer brusquement le courant, je le fis croître peu à peu en mettant dans mon circuit un rhéostat à liquide très résistant, et introduisant mes éléments de pile l'un après l'autre. Une fois tous mes éléments dans le circuit, j'amenais le rhéostat à zéro, j'arrivais ainsi graduellement et sans contraction initiale au même courant que dans le cas précédent, et cependant le raccourcissement galvanotonique était presque nul. Toutefois il était encore visible, grâce au grand levier de mon myographe. Il me vint à l'idée de vérifier si le courant de ma pile était bien constant et n'avait pas d'ondulations. Pour cela, j'intercalai un téléphone dans le circuit, et en y mettant l'oreille, j'entendis comme le bruit d'une cascade dans le lointain; cela prouvait nettement que le courant n'était pas constant. Je recommençai la même expérience en me servant d'une autre pile qui ne présentait pas le même phénomène et je pus vérifier que cette fois il n'y avait plus aucun raccourcissement pendant le passage du courant, mais je n'eus qu'à faire une interruption pour obtenir aussitôt une contraction et son résidu. Je conclus de là que le courant continu n'agit pas sur les nerfs, et que les états galvanotoniques que l'on a pu observer ne sont que des résidus de contraction. Il n'est d'ailleurs pas nécessaire d'employer l'électricité pour les obtenir, un pincement ou une brûlure avec un fer chaud font absolument le même effet.

Il faut ajouter qu'à ce point de vue, le courant ascendant et le courant descendant ont absolument la même influence, ou pour mieux dire, ni l'un ni l'autre n'ont d'action. Lorsque dans le cours de ce que je viens de décrire, je parle de contractions à la rupture et à la fermeture, je parais en contradiction avec ce que j'ai dit précédemment; il n'en est rien cependant, car j'ai dit que ce fait se présentait quelquefois; de plus, dans les expériences sur le courant continu, je n'avais pas à prendre les précautions que j'ai prises lorsque j'étudiais l'influence des ondes de fermeture et de rupture; fort probablement j'avais des dérivations qui troublaient le phénomène au commencement et à la fin, mais cela n'influe en rien sur l'exactitude des observations concernant le courant continu.

Je vais maintenant passer à l'action directe sur les muscles.

Action du courant sur les muscles.

Dans les expériences précédentes j'ai toujours évité d'agir sur les muscles, dans celles que je vais décrire maintenant c'est au contraire les nerfs qu'il fallait éviter d'exciter; je curarisais donc les grenouilles dont je me servais. J'ai donné plus haut un tracé général de la contraction que l'on obtenait quand on excitait une grenouille en lançant brusquement un courant de pile, le laissant passer un moment, puis le rompant; ce tracé a été pris sur une grenouille immobilisée par section de la moelle épinière et destruction du cerveau; si l'on opère sur une grenouille curarisée, on obtient absolument le même résultat. Au simple aspect de ce tracé, on voit que l'état galvanotonique qui se produit pendant le passage du courant, ne peut plus être attribué à un résidu de contraction, il est beaucoup trop considérable pour cela; cependant, afin d'éviter toute erreur et de prévenir toute objection, je repris sur une grenouille curarisée l'expérience que j'avais faite pour rechercher si en agissant sur un nerf, un courant continu sans contraction initiale pouvait donner lieu à un état galvanotonique. Le résultat que je trouvai fut fort différent : tandis qu'en agissant sur le nerf le raccourcissement que l'on produisait était presque nul, en agissant sur le muscle il était tout aussi considérable, que le courant fût lancé brusquement ou qu'on l'eût amené peu à peu à une valeur assez considérable en évitant la contraction de fermeture.

Cette simple remarque, que l'état galvanotonique s'obtient sur des grenouilles curarisées, fait tomber l'explication d'Onimus qui attribue ce fait à un acte réflexe; or, j'ai à peine besoin de rappeler qu'un animal curarisé n'a plus de réflexes.

J'ai recommencé souvent ces expériences et j'ai toujours obtenu les mêmes résultats, d'ailleurs je ferai voir plus loin, en étudiant l'influence du poids tenseur, que d'autres expériences confirment ce fait; que le raccourcissement galvanotonique s'obtient en agissant sur les muscles; que celui que l'on croit obtenir en agissant sur les nerfs n'est qu'un résidu de contraction.

Dans ce qui va suivre je ne ferai pas de distinction entre le courant ascendant et le courant descendant, car au point de vue de ce qui se passe pendant la propagation du courant continu, les effets sont les mêmes ; à peine y a-t-il une légère prédominance en faveur du courant ascendant, mais au point de vue général il n'y a pas de différence.

Si nous considérons ce qui se passe au moment de la fermeture et de la rupture du courant, il n'en est plus de même : il faut distinguer entre le courant ascendant et le courant descendant; on a toujours des contractions à la rupture et à la fermeture; de plus, comme le courant agit pendant son écoulement continu, on ne peut plus dire que la rupture d'un courant ascendant produit le même effet que la fermeture d'un courant descendant, ou inversement. Je ne traiterai pas cette question ici, car cela serait tourner dans un cercle vicieux; j'ai fait voir plus haut que pour étudier d'une façon rationnelle les effets de l'excitation par l'électricité, il fallait commencer par l'étude d'un courant continu; or, si je voulais m'occuper des contractions produites lors de la propagation des ondes de fermeture et de rupture, je rentrerai dans une autre question. Quand j'ai étudié l'action du courant continu sur les nerfs, j'ai parlé des courants de rupture et de fermeture, mais simplement pour indiquer dans quelles conditions ils produisent des contractions, et je n'ai pas recherché quelle pouvait être la forme et l'amplitude de cette contraction suivant le cas; de même, en m'occupant de l'excitation électrique portée directement sur les muscles, je me contente de dire que la contraction se produit toujours, que le courant soit descendant ou ascendant, que l'on fasse une rupture ou une fermeture, mais je me borne à cela. Dans la suite je ne tiendrai pas compte de ces contractions, parce que j'ai déjà dit qu'elles n'ont aucune action sur le raccourcissement galvanotonique proprement dit, que je me propose maintenant d'étudier.

CHAPITRE IV.

DU RACCOURCISSEMENT GALVANOTONIQUE.

Nous pouvons nous attendre dans cette étude à nous heurter dès le début à deux difficultés : la première est la question de la fatigue de l'animal soumis à l'expérience, la seconde provient des actions chimiques qui vont se produire dans l'intérieur des tissus, actions chimiques dont j'ai mis l'existence en évidence, par la méthode indiquée dans le premier chapitre. Il s'agit maintenant de savoir quelle peut être l'influence de la fatigue et en quoi les actions chimiques que j'ai signalées peuvent modifier la contraction musculaire; c'est de ces deux questions que je vais m'occuper en premier lieu.

Fixons au myographe une grenouille curarisée, et pour cette étude le myographe à ressort ou le myographe à poids sont également bons. Une fois cela fait, le cylindre enregistreur tournant sur son axe le plus lent, produisons un état galvanotonique à chaque révolution, cette révolution étant de quarante secondes. On voit immédiatement, ce que l'on pouvait d'ailleurs prévoir, que l'amplitude du raccourcissement va en diminuant à chaque excitation nouvelle, et que la diminution est d'autant plus rapide que la durée de l'excitation a été plus grande.

Nous avons dit que cette diminution provient de deux causes, la fatigue et la polarisation ; nous ne pouvons supprimer la fatigue, mais en renversant le sens du courant à chaque excitation nouvelle, nous pouvons, sinon supprimer complétement l'effet des actions chimiques, du moins empêcher qu'il n'y ait accumulation de ces effets. En opérant de cette façon on peut faire un nombre d'excitations beaucoup plus considérable, et en disposant en deux séries les excitations, étudier la fatigue pour les excitations descendantes et les excitations ascendantes; ceci n'a d'ailleurs rien de bien remarquable, les contractions vont en diminuant peu à peu comme on peut le prévoir. Les tracés que l'on obtient ainsi n'ont aucun intérêt, mais il est indispensable pour chaque observateur de se livrer à une étude de ce genre, avant de commencer une recherche quelconque, afin de savoir sur quoi il peut compter, et au besoin comment il doit rectifier les erreurs qui peuvent s'introduire par suite de la fatigue. Puisqu'en renversant le sens du courant après chaque excitation, on peut conserver la contractilité de la grenouille beaucoup plus longtemps qu'en prenant toujours le courant de même sens, il en résulte que les actions chimiques ont une assez grande influence sur elle. Nous allons étudier d'un peu plus près la manière dont elles se comportent.

Supposons qu'après avoir fait un certain nombre d'excitations de même sens, on ait amené le muscle à avoir perdu presque toute sa contractilité, et qu'à ce moment on renverse le sens du courant : on voit aussitôt se produire un état galvanotonique presque aussi beau que si le muscle était frais; cela donne lieu de croire que les produits chimiques mis en liberté, n'agissent pas en détruisant la contractilité, mais simplement en produisant dans le muscle un état spécial de polarisation; je me hâte d'ailleurs de faire observer que ce n'est pas que cette polarisation ait pour effet de diminuer assez l'intensité du courant pour que ce soit à cette cause qu'il faille attribuer la diminution des contractions. J'ai fait voir en effet que comme force contre-électro-motrice elle équivalait à peu près à 1/5 de Volt, ce qui est peu de chose vis-à-vis des 36 Volts que me donnait la pile dont je me servais; d'ailleurs j'ai fait une expérience bien simple qui prouve la véracité de ce que j'avance. J'ai placé dans le circuit de ma pile un voltamètre dont la force contre-électro-motrice pouvait atteindre 2 Volts, ce qui est bien plus considérable que celle qui provenait de l'action chimique se passant dans les tissus; le courant pouvait être renversé après son passage dans ce voltamètre. Dans ces conditions je trouvai que lorsque la contractilité du muscle de la grenouille était presque abolie, en renversant le sens du courant j'obtenais encore des effets superbes. Or, dans cette expérience, le renversement du sens du courant n'ayant pas lieu dans le voltamètre, l'effet de la polarisation existait dans le second cas comme dans le premier, ce n'est donc pas à la polarisation électrique proprement dite qu'il faut attribuer la diminution des effets.

Je me demandai si après avoir fait passer un courant par le gastrocnémien d'une grenouille et après avoir ainsi détruit sa contractilité, il ne suffisait pas pour la ramener à son état primitif, de retirer la pile du circuit et de refermer ce circuit. On sait qu'un voltamètre ordinaire se dépolarise dans ces conditions. Je fis l'expérience, et elle ne me donna aucun résultat; la grenouille était aussi peu contractile après qu'avant.

J'ai dit que la grenouille n'était plus contractile; il faut faire une restriction sur le sens du courant, car en l'essayant au moyen d'une excitation de sens contraire au courant qui avait servi à la polariser, je trouvai que non seulement on obtenait un raccourcissement galvanotonique, mais encore qu'elle s'était dépolarisée au bout d'un moment et pouvait de nouveau être excitée par un courant de même sens que le courant primitif.

Il me semble résulter de ces expériences que par suite du passage d'un courant continu dans le tissu musculaire, il se produit certaines actions chimiques qui ne consistent pas en une simple mise en liberté de produits, auquel cas on pourrait dépolariser par simple fermeture du circuit sur lui-même, mais il doit se former des combinaisons nouvelles ayant pour effet d'annuler la contractilité, combinaisons assez peu stables pour être détruites par un courant de sens contraire.

Si les conclusions que je tire des expériences citées plus haut sont exactes, il doit en résulter qu'en ne détruisant pas les réactions chimiques qui ont eu lieu par suite du passage d'un courant, elles doivent persister un temps relativement assez long; si, au contraire, en laissant reposer la grenouille pendant une heure ou deux, elle recouvre toutes ses propriétés premières, il faut chercher autre part la cause du phénomène, par exemple dans une espèce de fatigue ou d'épuisement de l'excitabilité pour une excitation déterminée. Il fallait élucider cette question.

Je pris donc une grenouille et je la soumis pendant cinq minutes à l'action d'un courant continu, le courant arrivait par une grande électrode, un papier buvard imbibé d'eau salée formant un coussin sur lequel la grenouille était couchée, l'extrémité de la patte droite plongeait dans un cristallisoir rempli d'eau salée et formant l'électrode négative; la patte gauche de la grenouille était libre et servait de témoin. Le courant avait une intensité d'environ deux milliampères.

Deux heures après cette opération, et la grenouille ayant été pendant ce temps laissée en liberté dans l'aquarium, je la fixai au myographe, et je constatai avec satisfaction que non seulement la contractilité était presque abolie pour une excitation descendante, mais qu'elle était fort affaiblie pour un courant de sens contraire, la patte témoin donnait un très beau raccourcissement galvanotonique quel que fût le sens du courant excitateur.

Cela fait, je voulus pousser l'étude plus loin, mais auparavant je m'assurai qu'il n'y avait pas de différence entre le courant ascendant et le courant descendant; pour cela je soumis une grenouille pendant cinq minutes à un courant de deux milliampères, deux cristallisoirs à moitié remplis d'eau salée me servant d'électrodes, et la grenouille se trouvant à cheval sur les bords. Ainsi qu'on pouvait le prévoir, le sens du courant n'avait aucune importance.

Enfin, pour voir combien de temps pouvait persister cet état, je pris six grenouilles dont j'électrolysai la partie droite pendant cinq minutes avec un courant de quatre milliampères, et je les replaçai dans l'aquarium.

Cette opération avait été faite le 14 février; le 16 je pris une première grenouille et je l'essayai, la contractilité de la patte droite comparée à celle de la patte gauche était diminuée dans une proportion très considérable, non seulement pour les courants ascendants et descendants, mais aussi pour les courants d'induction. Tous les jours suivants je sacrifiai l'une des grenouilles, de sorte qu'entre l'essai de la dernière et le moment de l'électrolyse il s'était écoulé huit jours, et pourtant le phénomène subsistait encore dans toute sa netteté.

J'avais fait parallèlement une autre série d'expériences pour éviter toute espèce d'objection qui aurait pu m'être faite. Le 15 février je pris six grenouilles et je soumis leur patte droite non plus à un courant continu mais à un courant induit obtenu à l'aide du chariot de Dubois-Reymond. Je regrette de ne pouvoir ici spécifier exactement les conditions de l'expérience, mais je dirai que pour être certain d'avoir une excitation assez énergique, je l'essayai au préalable sur moi, et j'avoue que je ne consentirais pas, par simple distraction, à me soumettre au courant dont je me servais.

Au bout de deux jours je commencai à essayer les grenouilles comme je l'avais fait dans l'expérience précédente, et je trouvai qu'elles n'avaient rien perdu de leurs propriétés. Immédiatement après l'expérience elles avaient été un peu affaissées par suite de l'ébranlement nerveux et des contractures qui avaient duré cinq minutes, mais ce n'était que de l'épuisement dont elles se remirent rapidement, comme le démontra la suite de l'expérience.

Il me semble résulter de tous ces faits que le courant continu passant dans les muscles, y donne lieu à des actions chimiques ne se bornant pas simplement à la mise en liberté de produits, mais qu'il en résulte des combinaisons nouvelles peu stables au début, mais qui finissent par altérer suffisamment le tissu musculaire pour en détruire la contractilité. Le temps ne me permet pas de rechercher en ce moment quelle est la durée et la conséquence de l'abolition de la contractilité musculaire ainsi produite, c'est une étude que je me propose d'aborder plus tard.

Excitation latente.

Il est absolument impossible, lorsque l'on étudie un phénomène, de se tenir strictement renfermé dans le cadre étroit où il est contenu, il faut en effet bien connaître certaines circonstances qui l'accompagnent ou même parfois le précèdent. Il y a dans le cas particulier qui nous occupe une question très importante au point de vue général, et que nous allons examiner avant d'aller plus loin. Il s'agit de savoir combien de temps un muscle met à répondre à une excitation électrique déterminée. Pendant le régime stable du courant continu cela n'a plus aucune espèce d'importance, mais nous savons que ce régime stable, qui est accompagné d'un raccourcissement permanent du muscle, est précédé et suivi par un régime variable. Il y a un certain intérêt à savoir quelle relation de temps il y a entre les divers états du muscle et du courant, j'ai donc cherché à faire quelques expériences destinées à me renseigner sur ce sujet. J'ai commencé par employer la méthode indiquée par M. Marey, consistant simplement à enregistrer le moment de l'excitation en même temps que le myographe inscrivait la courbe de contraction, mais on se heurte ainsi à certaines difficultés qui expliquent l'incertitude des chiffres trouvés. En effet si le cylindre enregistreur tourne lentement, la différence entre le signal de l'excitation et le commencement de la contraction est très faible et l'on a des erreurs dues aux petites longueurs à mesurer. Si au contraire le cylindre tourne très vite la courbe de contraction est très étalée et il y a une grande incertitude sur le point où elle commence. J'ai modifié la méthode de la façon suivante. Au lieu de cylindre enregistreur j'employais une plaque de verre noirci à la flamme d'un rat et portée par un chariot que l'on pouvait animer d'une assez grande vitesse, par la chute d'un poids relié au chariot au moyen d'une ficelle passant sur une poulie. Le moment de l'excitation était donné par un signal de Marcel Deprez, et le temps par un électro-diapason de 100 vibrations à la seconde. Quant au muscle, je n'enregistrais pas sa courbe de contraction, mais seulement le commencement de cette contraction; à cet effet la grenouille était fixée par des épingles sur une plaque de liège verticale; le gastrocnémien était détaché à sa partie inférieure et le tendon d'Achille portait un fil léger mais inextensible. A l'extrémité de ce fil était attachée une aiguille en platine dont la pointe pouvait être mise en contact avec la surface libre du mercure contenu dans un godet, ainsi qu'on le fait par exemple dans le baromètre de Fortin. Un des pôles d'une pile était en communication avec l'aiguille de platine, l'autre avec le godet à mercure, et dans le circuit se trouvait un signal de Marcel Deprez. Aussitôt que le muscle éprouvait la plus légère contraction, le circuit était rompu entre l'aiguille de platine et la surface de mercure, et le signal l'indiquait sur la plaque de verre. Il y avait une petite difficulté, c'est que je ne me servais que de courants modérés pour exciter la grenouille, tenant à me trouver dans ce cas, le signal de l'excitation ne se faisait pas; je tournai la difficulté de la façon suivante. Je fis un circuit séparé pour le courant excitateur et un autre pour le signal donnant le moment de l'excitation; il fallait alors que ces deux circuits fussent fermés exactement au même moment. Cela revenait en somme au problème simple de faire plonger deux pointes de platine au même moment dans deux godets à mercure. Je montai les deux pointes de platine sur une pièce de bois mobile autour d'un axe horizontal, et que je pouvais abaisser comme la clef du télégraphe Morse, puis ajoutant ou retranchant goutte à goutte du mercure dans deux godets et en mettant dans les circuits qu'ils commandaient deux signaux, je vérifiai que ces deux signaux fonctionnaient bien en même temps. Dès lors j'inscrivais exactement le moment de l'excitation, pour le moment de la réponse il n'y a pas de difficulté.

En opérant par ce procédé, je pus constater que les chiffres donnés dans les traités de physiologie sont beaucoup trop considérables. En effet, la période que l'on nomme excitation latente et qui s'écoule entre le moment où l'on a lancé le courant excitateur et le moment où le muscle se contracte, aurait une durée d'environ 1/60 de seconde d'après la plupart des auteurs; j'ai au contraire trouvé qu'elle n'excédait pas 1/150 de seconde, c'est-à-dire qu'elle n'a pas la moitié de la valeur qu'on lui assigne en général. Malgré cette faible valeur, il est certain qu'au moment où la contraction commence à se produire, la période d'état du courant doit déjà être établie. Des expériences nombreuses ont fait voir que la période variable est plus grande quand la résistance du circuit est considérable, mais il n'est pas admissible qu'on arrive à des chiffres de l'ordre de ceux auxquels nous avons affaire en ce moment, car Wheatstone a trouvé pour la propagation d'un flux électrique dans des fils de cuivre une vitesse de 480.000 kilomètres à la seconde. On voit qu'on peut faire bien des réductions sur des grandeurs de cette espèce avant d'arriver aux chiffres qui nous occupent. La seule condition pour que nous soyons dans la vérité est qu'il ne se trouve pas dans le circuit de pièces pouvant osciller et donner par suite des ondes induites; or, nous étions toujours dans ce cas.

Il résulte de ce que nous venons de dire que certainement, pendant toute la durée de la contraction observée sur le cylindre enregistreur, le flux électrique s'écoule d'une façon constante. On peut encore en conclure que la faculté qu'a le muscle de se contracter, ne provient d'autre chose que de la propriété qu'ont des éléments cellulaires composant la fibrille musculaire de changer spontanément de volume, comme le font les cellules lymphatiques; en effet, on peut concevoir que les éléments contractiles une fois excités changent de forme, et que le changement de forme une fois commencé, s'achève quoique l'excitation soit passée depuis un certain temps. Si au contraire on veut mettre la contraction musculaire sur le compte de l'élasticité, il me semble, indépendamment de toutes les autres objections que je fais à cette théorie, qu'à chaque instant cette variation d'élasticité ne devait dépendre que de l'excitation du moment.

CHAPITRE V.

Je vais maintenant examiner deux questions que je considère comme très importantes, non pas par elles-mêmes mais par les conséquences qu'on pourra en tirer en étudiant l'effet des ondes produites par les décharges et les courants induits.

La première de ces questions c'est la recherche de la relation qu'il y a entre la valeur d'une excitation et le courant qui l'a produite.

La seconde est l'étude de l'effet produit par une excitation déterminée.

Nous pouvons exprimer cela en disant :

Par quoi doit-on mesurer la grandeur d'une excitation?

Par quoi doit-on mesurer la grandeur de l'effet produit?

Ces deux questions me paraissent posées dans l'ordre le plus rationnel, car il semble qu'il faille chercher avant tout quelle est l'excitation correspondant à une action électrique donnée, et que ce n'est qu'après qu'on pourra chercher quel est l'effet produit par cette excitation, cependant il est pour ainsi dire impossible, au point de vue expérimental, de ne pas commencer par chercher la relation entre l'effet produit et l'excitation. En effet l'évaluation de l'excitation n'est pas directement appréciable, tandis que les deux autres grandeurs le sont, or, en nous servant toujours de la même action électrique, nous laissons l'excitation constante, cela est certain, et nous pouvons voir comment varie l'effet produit dans les différentes conditions de poids tenseur. Par exemple, il sera facile de cette façon, de trouver ce que l'on doit considérer comme étant des effets équivalents; la seconde question résolue, il en sera bientôt de même de la première. Si on cherchait à faire l'inverse et laisser l'effet produit constant, on verrait immédiatement que l'on serait arrêté par ce seul fait que l'on ne pourrait pas dans deux cas affirmer que l'on a eu le même effet, l'on retomberait sur la seconde question; c'est donc par elle que nous allons commencer nos recherches.

Évaluation de la grandeur d'un effet produit.

Pour faire ces recherches il faut absolument opérer avec un myographe à poids tenseur, ce n'est que de cette façon que l'on peut se rendre exactement compte de ce que l'on fait, d'ailleurs puisque l'on a affaire à des raccourcissements permanents, l'inertie des poids employés n'intervient plus. On fixe donc la grenouille en expérience sur une plaque de liège verticale, l'animal ayant comme toujours été préalablement curarisé. Un petit crochet en platine passé dans le tendon d'Achille détaché de ses insertions osseuses est relié au levier du myographe et ce levier est tendu par un petit poids suspendu immédiatement au-dessous du point où se fixe le fil venant du crochet en platine. Je me servais des poids pris dans la boîte d'une balance, on a ainsi sous la main toute la série désirable. En se contentant de changer le poids tenseur, il se présente immédiatement un petit ennui, c'est la variation de longueur qu'éprouve le muscle par suite de son allongement élastique croissant avec la traction à laquelle il est soumis, il en résulte une variation de la ligne des abcisses prise comme origine sur le cylindre enregistreur. On est tenté d'y remédier, et c'est ce que je fis dans une première série d'expériences. Je suspendais au levier le poids le plus faible dont je devais me servir, puis je calais le levier par dessous, afin que dans la suite les poids venant à croître il revienne toujours à la même position.

Commençons, par exemple, par un poids de deux grammes et produisons une excitation au moyen de six éléments Leclanché. Aussitôt que nous aurons vu le style traçant sur l'enregistreur se déplacer horizontalement à la suite de la contraction initiale, nous rompons le circuit, afin d'avoir le minimum d'action chimique. Après avoir dépolarisé par un courant de sens inverse au premier et passant pendant le même temps, nous changeons le poids tenseur en le remplaçant par cinq grammes et nous continuons ainsi jusqu'à trente ou quarante grammes.

Nous ne sommes pas étonné de voir l'amplitude des contractions diminuer quand le poids tenseur augmente, mais en mesurant ces amplitudes et les comparant aux poids correspondants nous ne constatons nullement que le produit de ces deux quantités restât constant, ce qui aurait prouvé que dans chaque cas il y a la même quantité de travail fourni, d'ailleurs d'après les idées que nous avons émises au début en examinant les différentes explications de la contraction musculaire, nous sommes amené à nous demander si les différences que nous observons dans les amplitudes des contractions obtenues avec les différents poids tenseurs, ne tiennent pas simplement aux allongements élastiques subis par le muscle contracté.

Pour arriver à trancher cette question, je change un peu le manuel opératoire, je retire la cale qui maintenait le levier par dessous, il en résulte certainement l'inconvénient d'avoir à chaque expérience nouvelle une autre ligne d'abcisses, mais cela n'est pas à prendre en considération en présence des résultats remarquables qu'on peut tirer des tracés obtenus ainsi.

En effet, on est loin de voir l'amplitude de la contraction diminuer comme dans le cas précédent, et même, si l'on commence par se servir d'un poids très faible, d'un gramme par exemple, on peut constater dans un grand nombre de cas, que la contraction obtenue avec la même excitation est plus belle avec deux grammes, cela tient je pense à ce que le muscle, pour fonctionner dans de bonnes conditions, doit être dans un certain état de tonicité qu'il ne peut acquérir que par une certaine tension. En augmentant encore les poids on voit le raccourcissement galvanotonique rester très sensiblement constant, ainsi que l'on peut s'en assurer par l'examen du tracé ci-contre fig. 9. J'ai recommencé bien des

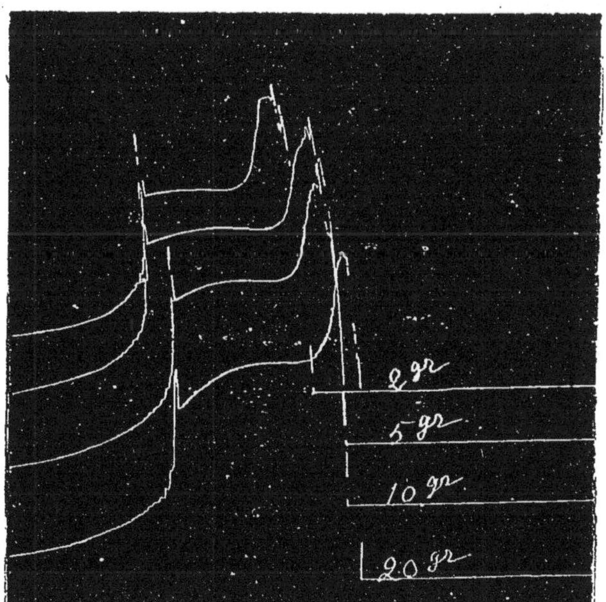

Fig. 9.

fois cette expérience, j'ai changé le sens du courant, modifié le nombre des éléments de la pile et la place des électrodes, et toujours j'ai pu m'assurer, que dans une échelle assez grande, on pouvait changer les poids sans modifier l'amplitude du tracé obtenu.

Il est bien certain qu'il ne faut pas pousser les choses à l'extrême, et passer de un gramme à cinquante, il serait absolument antiscientifique de vouloir tirer des conclusions d'une expérience de ce genre, et je crois que l'on pourra considérer la variation comme suffisante lorsque j'aurai dit qu'en prenant successivement deux, cinq, dix, vingt et trente grammes, j'ai rarement vu une différence sensible dans les contractions.

Ces faits peuvent, au premier abord, sembler extrêmement bizarres, ils paraîtront tout naturels, si l'on cherche à prévoir ce qui doit arriver, en partant de ce que j'ai dit plus haut. Si, réellement la contraction musculaire ne provient que d'une propriété analogue à celle des mouvements des cellules lymphatiques et des cils vibratiles, pour un courant constant, un muscle doit tendre à prendre une forme déterminée quelle que soit la tension à laquelle il est soumis; et si l'on admet qu'il n'y a pas eu de variation d'élasticité, il s'allongera de la même quantité à l'état de contraction qu'à l'état de relâchement. Par conséquent, quel que soit le poids tenseur, sous l'influence d'un courant déterminé, il devra toujours y avoir un même raccourcissement. Je ne vois guère que cette explication de ce phénomène curieux; si on ne l'admettait pas, il faudrait par exemple, que le muscle tende à se raccourcir moins lorsqu'il est soumis à une forte tension que lorsqu'il est soumis à une tension plus faible, ce que je ne conçois pas;

et en même temps que l'écart entre les allongements élastiques à l'état de relâchement et à l'état de contraction, fasse chaque fois compensation à cette différence, cela serait extraordinaire. D'ailleurs, je dois avouer que je ne puis arriver à comprendre par quel mécanisme merveilleux et sans autre exemple, un corps arriverait à changer de coefficient d'élasticité, sans l'intervention d'une cause physique telle qu'un changement de température.

J'admettrai donc dans la suite que [c'est par le raccourcissement qu'il faut évaluer l'effet produit. Quand dans deux cas nous verrons un muscle supportant un poids, se contracter en diminuant de longeur d'une même quantité, nous pourrons dire que les excitations qui ont produit ces contractions sont équivalentes, en admettant bien entendu que l'on ait affaire à des courants continus.

Dans le cours de ces expériences sur l'influence du poids tenseur, j'ai encore fait une remarque qui m'a permis de donner une nouvelle preuve à l'appui de l'idée que j'ai exposée plus haut, au sujet du soi-disant raccourcissement galvanotonique que l'on obtient en agissant sur les nerfs.

Supposons qu'ayant fixé une grenouille curarisée au myographe, nous l'excitions au moyen d'un nombre quelconque d'éléments. Nous voyons d'abord que le résidu de contraction qui suit la rupture du courant augmente avec la durée du passage du courant, et par suite avec le temps pendant lequel le muscle est resté raccourci. De plus si faisant agir le courant pendant un même temps, nous venons à augmenter graduellement les poids tenseurs, nous voyons, ainsi que je l'ai dit, que nous n'agissons pas sur le raccourcissement galvanotonique qui a lieu pendant le passage du courant, mais que le résidu de contraction va en diminuant. En général lorsque l'on arrive vers vingt-cinq ou trente grammes il a totalement disparu. Partant de là, je me suis dit que si en agissant sur les nerfs avec un courant continu, l'effet obtenu n'était qu'un résidu de la contraction de fermeture, ce raccourcissement devait se comporter comme le résidu qui suit la rupture du circuit dans le cas où l'on agit directement sur les muscles.

Je fixai donc au myographe une grenouille immobilisée par destruction de la moelle, et après avoir sectionné le sciatique à sa partie supérieure et l'avoir isolé des muscles j'appliquai sur lui les deux électrodes. Je commençai par provoquer des contractions en ne chargeant que légèrement le levier du myographe, et j'observai un petit raccourcissement à la suite de la contraction de fermeture, mais en augmentant graduellement le poids je ne tardai pas à faire disparaître toute espèce de résidu de contraction ; il suffit pour en arriver là de se servir d'un poids de vingt-cinq à trente grammes.

Évaluation de l'excitation.

J'arrive enfin à la dernière question que j'ai l'intention de traiter, par quoi faut-il évaluer l'excitation obtenue avec un courant déterminé? Faut-il penser qu'il y ait proportionnalité, ou faut-il plutôt croire par exemple que c'est l'énergie qui intervient et que les excitations croissent comme le carré des intensités, c'est ce que l'expérience va nous apprendre.

Fixons une grenouille curarisée au myographe à poids, et, gardons la même tension du levier dans toute l'expérience. En faisant croître le nombre des éléments de deux en deux, depuis zéro jusqu'à vingt-quatre éléments, nous aurons une série de douze états galvanotoniques. J'ai à peine besoin de dire que les amplitudes iront en croissant, mais il faut rechercher maintenant suivant quelle loi elles croissent. Pour arriver à la solution de ce problème, je construisis une courbe en portant en abcisses le nombre des éléments que j'employais, et par suite, les intensités de courant, ainsi que je l'ai fait remarquer plus haut. Les ordonnées représentaient les raccourcissements. En me servant des résultats d'une première expérience, j'obtins comme courbe représentative, une droite ce qui voulait dire que les contractions étaient proportionnelles aux intensités. Une seconde expérience me donna le même résultat. Je fus bien étonné de ce fait, car il est très certain que les contractions ne peuvent indéfiniment être proportionnelles aux intensités, ces dernières pouvant croître autant qu'on le désire et les raccourcissements du muscle étant forcément limités. Je recommençai donc en prenant un nombre double d'éléments, j'allais ainsi de zéro à quarante-huit éléments. Cette fois, le résultat ne fut plus du tout le même, la courbe que j'obtins est représentée sur la figure 10. Elle tourne sa concavité vers le bas et tend à devenir asymptote à une droite horizontale.

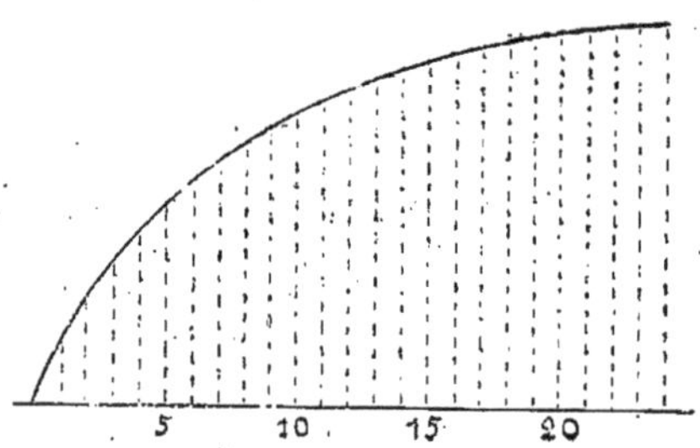

Fig. 10.

Je fis ensuite un assez grand nombre d'expériences analogues et je vis que toujours j'obtenais une courbe de forme analogue, tournant sa concavité en bas et tendant plus ou moins rapidement vers une droite horizontale; il y a à cet égard de grandes différences entre les diverses grenouilles employées.

Mais que s'était-il donc passé dans les premières expériences que j'avais faites. Cela est fort simple, je n'avais pas opéré sur une étendue assez considérable. En considérant la courbe de la figure 10, on voit que si l'on se bornait à opérer, par exemple, entre zéro et dix éléments, la courbe obtenue ressemblerait fort à une droite. On peut concevoir aussi que dans les premières expériences, je me sois trouvé dans des conditions particulièrement favorables, je n'avais pas une droite rigoureusement parlant, mais une courbe à flèche si faible que je m'y étais trompé.

Cherchons maintenant si l'on peut tirer de ces résultats une conclusion intéressante. Nous avons vu que c'est par le raccourcissement qu'il fallait évaluer l'effet produit. Si nous considérons les courbes dans une petite portion de leur étendue, nous voyons que la contraction galvanotonique est pendant un certain temps proportionnelle à l'intensité du courant, il nous semble assez légitime d'en conclure qu'il y a proportionnalité entre l'action électrique, l'excitation et le raccourcissement du muscle. Au premier abord, cette conclusion peut sembler prématurée, mais j'espère la justifier par une comparaison et faire comprendre le fond de ma pensée.

Supposons que l'on prenne un dynamomètre bien fait, et que l'on y suspende des corps dont le volume varie comme la suite naturelle des nombres; si l'on remarquait que les variations de forme du dynamomètre fussent, dans certaines limites assez restreintes, proportionnelles aux volumes des corps, je crois que personne ne contesterait que les poids de ces corps seraient aussi proportionnels aux volumes. Cependant, si l'on poussait l'expérience trop loin, il est certain qu'il nous arriverait ce qui est arrivé pour le muscle de la grenouille soumis à des excitations croissantes, c'est-à-dire que la courbe des allongements serait, non une droite, mais une courbe tournant sa concavité vers le bas, et tendant vers une droite horizontale. Si l'on veut comparer ce qui se passe dans cette expérience et la précédente, il me semble que l'on sera obligé d'en venir à la même conclusion que moi.

CONCLUSION.

J'ai étudié dans ce travail l'action des courants de pile sur les nerfs moteurs et sur les muscles; je crois avoir tiré du mode expérimental jusqu'ici en usage tout ce que je pouvais lui demander, et je pense que les progrès que fera la question dans la suite proviendront de méthodes nouvelles d'investigation. J'ai l'intention de poursuivre ces études et de faire auparavant quelques recherches sur la propagation des ondes de fermeture et de rupture dans les circuits conducteurs, par la méthode que j'ai indiquée dans le courant de la thèse; je crois que l'on pourra en tirer grand profit. C'est par suite du peu de connaissance que nous avons de cette question que j'ai été obligé de négliger l'action des courants sur les nerfs sensitifs, dont j'avais aussi entrepris l'étude.

Je me résume donc en disant que le courant continu n'agit pas sur les nerfs moteurs; qu'il produit un raccourcissement galvanotonique en agissant directement sur les muscles. L'excitation produite est proportionnelle à l'intensité du courant, à la condition que l'on soit arrivé à un état permanent, et j'insiste sur ce fait, car pendant la période variable il n'en est plus de même, la contraction initiale étant plus grande que le raccourcissement permanent qui la suit, quoique l'intensité du courant pendant la période variable, soit plus faible qu'à l'état de régime permanent. Enfin, si on veut évaluer l'effet produit par une contraction galvanotonique, il n'est pas besoin de tenir compte de l'effort vaincu par le muscle, mais seulement de l'amplitude de son raccourcissement; ceci étant pris dans les limites raisonnables.

TABLE DES MATIÈRES.

Paris. — Imp. F. Pichon, 282, rue Saint-Jacques, et 24, rue Soufflot.

www.ingramcontent.com/pod-product-compliance
Ingram Content Group UK Ltd.
Pitfield, Milton Keynes, MK11 3LW, UK
UKHW031931260826
14628UKWH00004B/1541

9 782019 671327